Le REMAP

Psychologie énergétique et cognitive

François Kiesgen de Richter

Code ISBN : 9798877611566
Marque éditoriale : Independently published

La Méthode thérapeutique REMAP

Le principe fondamental des thérapies neurologiques, telles que le REMAP, identifie les problèmes émotionnels comme des blocages énergétiques, créant ainsi des comportements inadaptés, des croyances négatives, des émotions néfastes et des traumatismes. Ces difficultés sont attribuées à un stockage dysfonctionnel des souvenirs au niveau neurologique.

Il s'agit d'une approche psycho-énergétique élaborée par Steve B. Reed et soutenue par des recherches en neurosciences. Cette méthode peut être caractérisée comme une "thérapie de régulation des émotions", mettant en œuvre une approche centrée sur le processus de cognition physique. Le REMAP utilise des points d'acupuncture basés sur des données scientifiques, dont l'efficacité a été validée par électroencéphalographie. L'activation de ces points vise à atténuer rapidement et progressivement divers troubles émotionnels.

Le processus psychothérapeutique débute en ciblant initialement seulement quatre points d'acupuncture, auxquels d'autres points peuvent être ajoutés par la suite. Le REMAP rapide peut être enseigné au client pour une utilisation en auto-assistance entre les sessions thérapeutiques.

Dans le cadre de la procédure complète du REMAP, le méridien d'acupuncture le plus impacté est identifié, et le point d'acupuncture correspondant sur ce méridien est ensuite traité. Cela permet un soulagement rapide du stress émotionnel élevé et aigu, suivi de la reprise du travail psychothérapeutique et analytique.

Il est désormais établi que lors de situations traumatisantes, le cortex préfrontal, responsable de la pensée et de l'apprentissage, s'inhibe, tandis que l'amygdale, composante du système limbique signalant le danger, continue de réagir. Des fragments d'informations sont mémorisés dans le cerveau, agissant comme des déclencheurs qui amènent le système limbique à réagir de manière répétée, même lorsque seule une partie de la situation traumatique originale est ressentie.

Le défi réside dans l'absence d'une action de rééquilibrage, ce qui entraîne une perception et une intensification continues des menaces sans extinction. REMAP se présente comme une solution pour le thérapeute, car elle agit simultanément sur les perturbations mentales et émotionnelles tout en favorisant la détente et le retraitement de l'information corporelle.

En résumé, le REMAP vise à interrompre la réponse d'alarme du système nerveux sympathique et à la remplacer par une réponse de relaxation du système nerveux parasympathique.

Exemple de pratique du REMAP par un thérapeute

Commencez par adopter une position confortable, prenez le temps de vous connecter avec le rythme de votre respiration. Pendant l'inspiration et l'expiration, faites des respirations de 5 secondes chacune. Explorez votre expérience en identifiant le moment le plus inconfortable pendant les crises. Par exemple, si vous avez vécu une déception amoureuse provoquant une profonde tristesse, concentrez-vous sur cette situation.

La première étape consiste à cibler la cognition négative (pensées, images, ressentis). Évaluez l'intensité de cette cible sur une échelle subjective de 1 à 10. Appliquez un massage aux quatre premiers points. Faites une pause, en vous concentrant exclusivement sur vos sensations corporelles. Notez à nouveau l'intensité de la cible sur l'échelle.

Si elle diminue, effectuez un second massage des quatre premiers points. Si elle reste inchangée ou augmente, réalisez un massage complet de tous les points. Effectuez une pause entre chaque point, en vous focalisant sur vos ressentis. Évaluez à chaque étape l'intensité de la cible.

Répétez cette procédure pour l'ensemble des points, en identifiant ceux qui semblent les plus efficaces pour vous. Dans les jours suivants, concentrez-vous sur ces points spécifiques. Dès que vous vous sentez mieux, construisez une cognition positive liée à une future situation amoureuse. Réalisez un massage des quatre premiers points en pensant à cette cognition positive.

La durée du massage varie en fonction du sujet. Initialement, consacrez deux à trois minutes par point. En fonction de l'efficacité, vous pouvez prolonger jusqu'à dix minutes par point.

Utilisez la pulpe de votre doigt ou un appareil de digipuncture pour simuler les points d'acupression en appliquant une pression précise.

Après chaque séance, favorisez la digestion en consommant une tisane au thym, reconnu pour stimuler les sécrétions biliaires et soulager les problèmes intestinaux et les ballonnements.

Localisation du 4ème point du méridien du gros intestin

Kiesgen de Richter

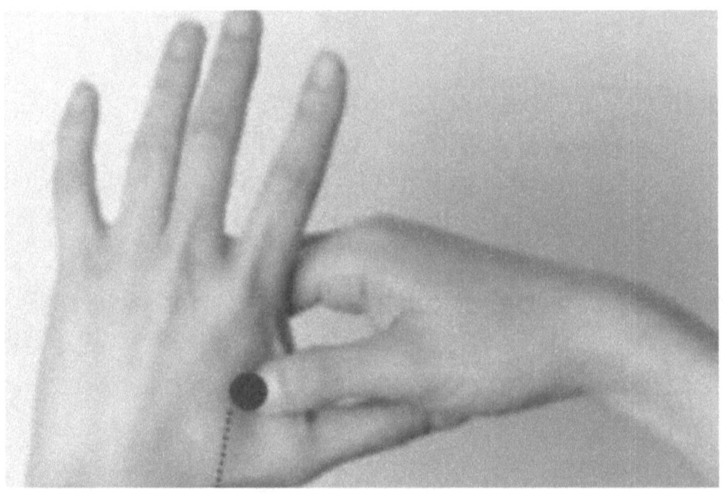

Une technique pour arriver à le trouver est de joindre le pouce et l'index l'un contre l'autre, ce qui fera apparaitre une protubérance. Placer le pouce de votre autre main sur celle ci, écarter l'index du pouce, vous êtes sur le point He Gu (contrôler que vous êtes bien contre le second os métacarpien).

Localisation du 36ème point du méridien de l'estomac

Kiesgen de Richter

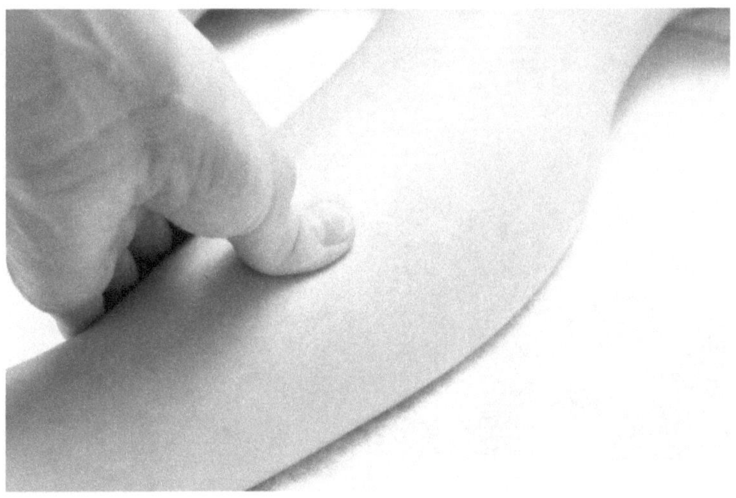

Le point E36 du méridien estomac se situe en dessous de la rotule, juste à droite. Pour le trouver, on doit remonter le long de la crête tibiale sur le côté jusqu'à un creux légèrement vers l'extérieur.

Localisation du 3ème œil point du méridien gouverneur

Kiesgen de Richter

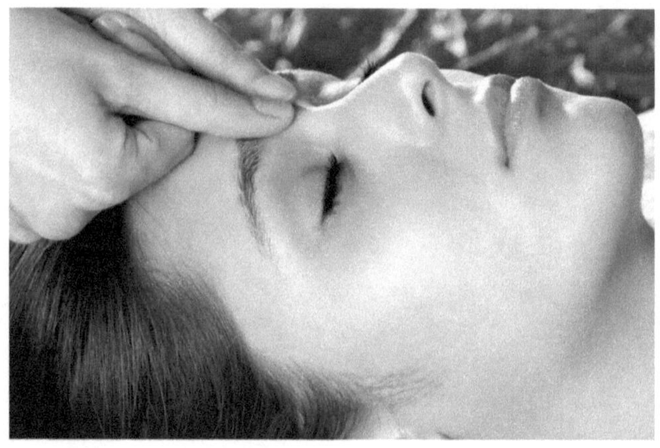

Le point du « 3ème œil » se situe au milieu du front, entre les sourcils.

Localisation de la fossette triangulaire point de l'oreille

Kiesgen de Richter

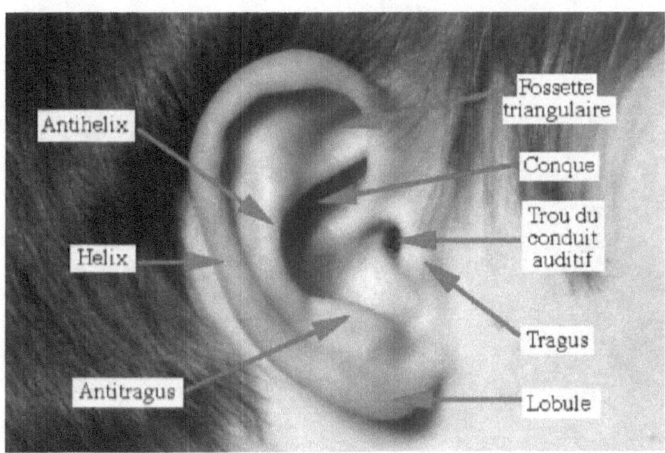

Le point de relaxation de l'oreille se situe en haut au dessus de la fossette triangulaire.

Localisation du 34ème point
de la vésicule biliaire

Kiesgen de Richter

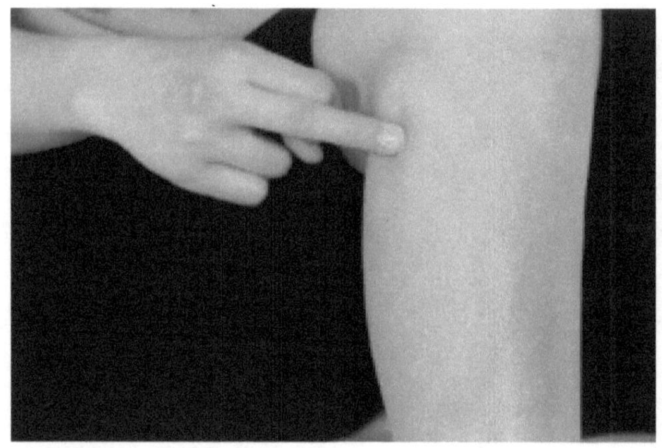

Ce point est situé sur la face externe de la jambe, dans une dépression en avant et au-dessous de la tête du péroné. Il convient de bien palper la tête du péroné, et de trouver cette dépression et bien sûr de ne pas confondre ce point avec le 36E.

Localisation du 3ème point
Du méridien du foie

Kiesgen de Richter

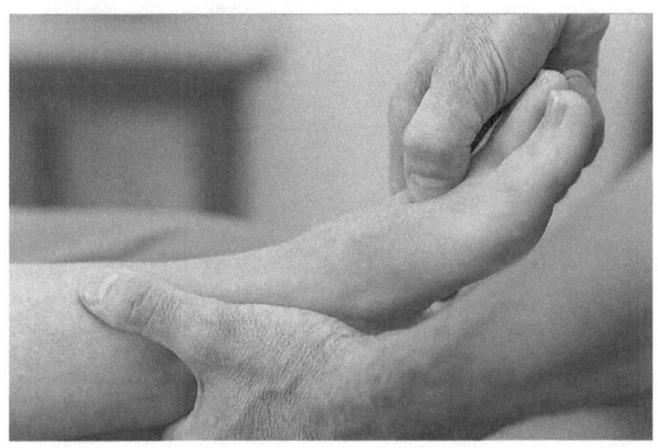

Pour trouver votre point 3F, localisez le point de rencontre de la base du gros orteil et du second orteil. Remontez, ce point se trouve juste à côté de l'os saillant, mais pas au-dessus. Vous trouverez une petite fosse entre les deux tendons (juste à l'intersection, le V) du premier et du deuxième orteil.

Localisation de V64-67 ème du méridien de la vessie

Kiesgen de Richter

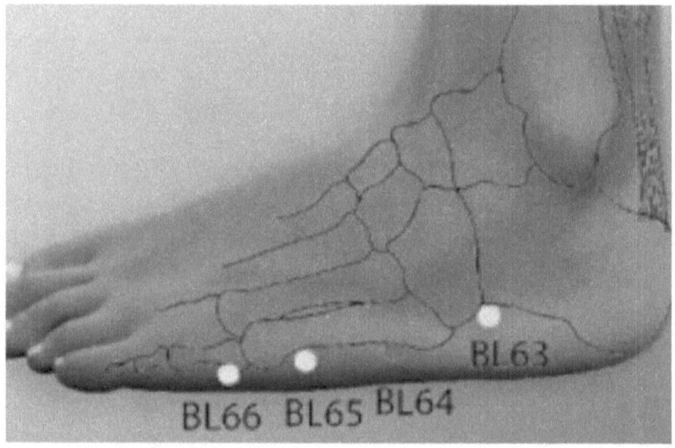

Sur le bord latéral du pied, dans la dépression en dessous et en avant de la tubérosité du 5ème métatarsien, à la limite entre la peau blanche et la peau rouge (plante/dos du pied).

Localisation de point RP6 du méridien rate-pancréas

Kiesgen de Richter

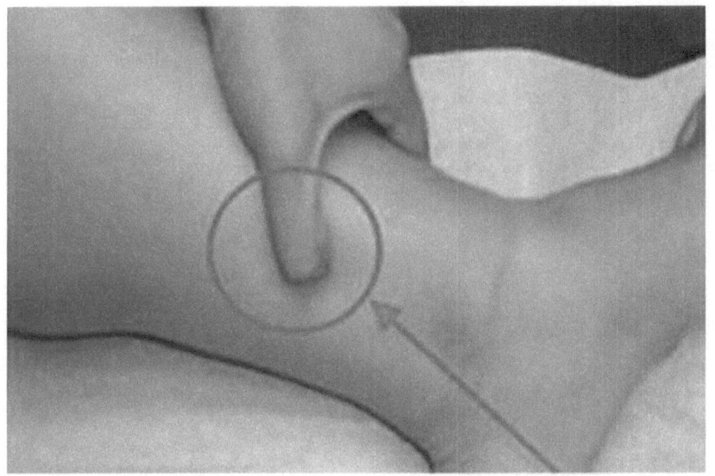

Le point est situé au dessus de la pointe de la malléole interne dans une dépression entre le bord postéro-interne du tibia et le muscle solaire.

Localisation du point C4-7
du méridien du coeur

Kiesgen de Richter

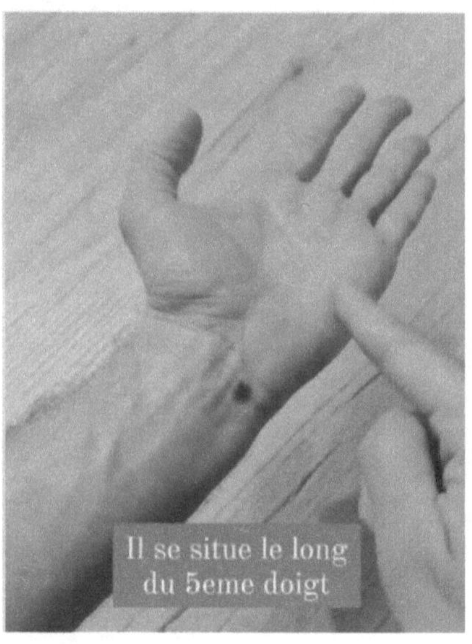

Le point se situe entre les 2 tendons palmaires. Sur la partie interne du pli de flexion antérieur du poignet, dans l'angle formé par le pisiforme et le cubital antérieur, dans la gouttière en dehors du tendon du muscle cubital antérieur.

Localisation du point MC6 du méridien du maître-coeur

Kiesgen de Richter

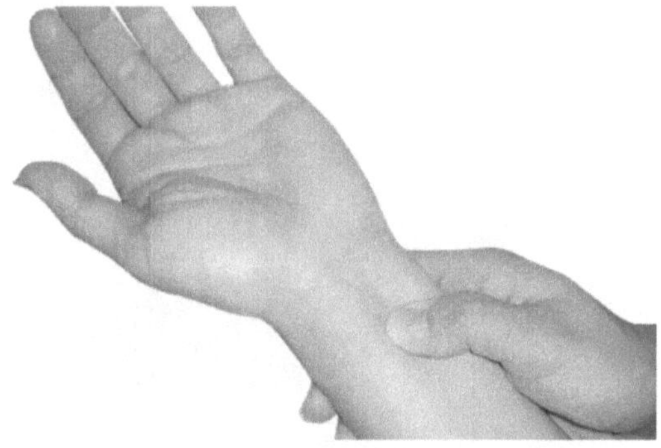

Le point est situé 3 travers de doigt au-dessus du poignet au milieu des deux tendons palmaires. vous pouvez plier le poignet puis, à partir de l'articulation du poignet, vous devrez compter deux travers de doigts.

Localisation du point P5 du méridien du poumon

Kiesgen de Richter

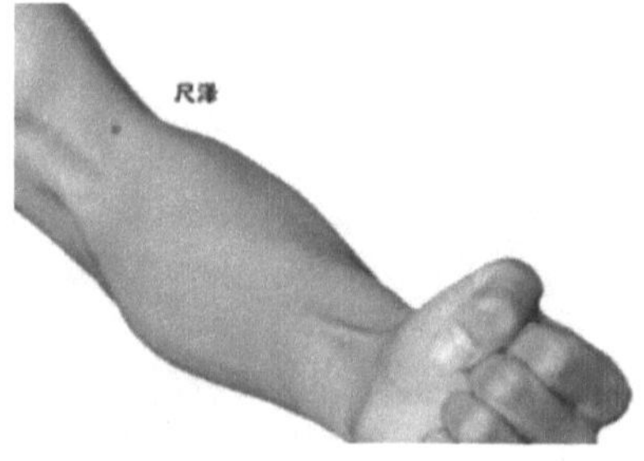

Le point se situe dans une dépression localisée du côté cubital de la fosse interne du coude. Sur le pli du coude, du côté radial du tendon bicipital. Ce point se trouve, lorsque le coude est plié, au commencement du muscle long supinateur.

Localisation du point VG20 du méridien du gouverneur

Kiesgen de Richter

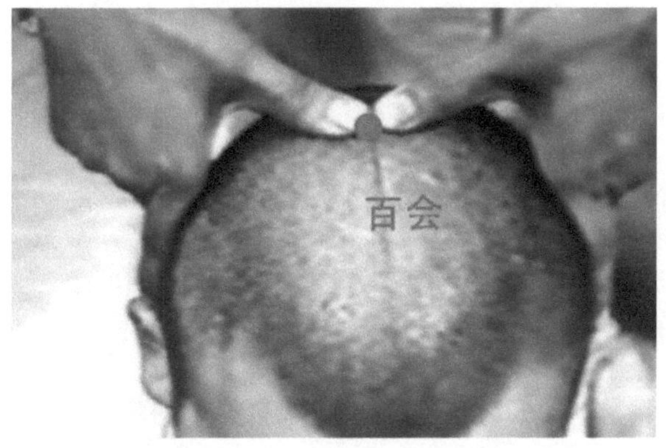

Le point se situe au sommet de la tête entre les deux oreilles où l'on peut sentir une petite dépression. Il est sensible à la pression et correspond à l'emplacement de notre ancienne petite fontanelle.

Localisation du point TR4
du méridien triple réchauffeur

Kiesgen de Richter

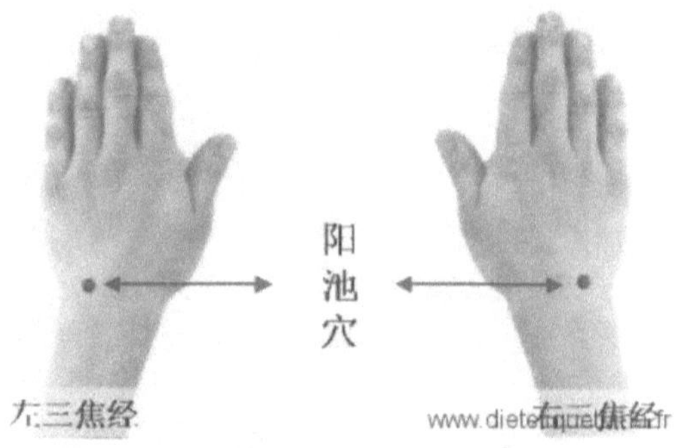

Le point est situé dans une dépression à la base du poignet. Situé entre les os carpiens et le cubitus, il se trouve dans une dépression au bord interne du tendon extenseur commun des doigts.

Localisation du point IG4
du méridien intestins grêle

Kiesgen de Richter

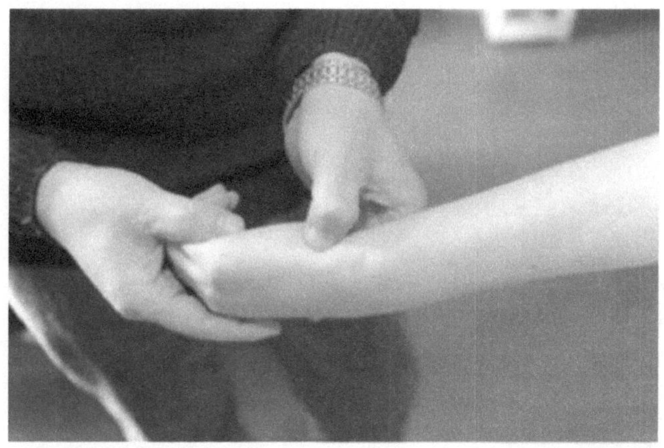

Le point est situé sur le bord cubital du poignet, dans une dépression entre la base du cinquième métacarpien et l'os triquetrum.

Localisation du point VC8
du méridien conception

Kiesgen de Richter

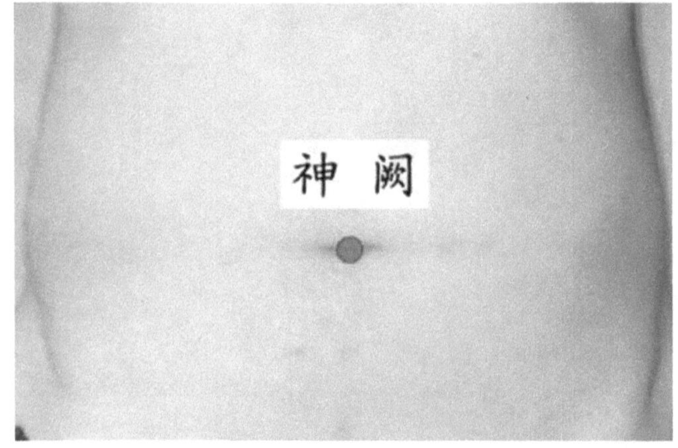

Le point est situé au centre de l'ombilic, on ne pique pas et on ne presse pas directement ce point. Mais il est possible d'agir dessus par pression inclinée ou à l'aide D'un stylo de digipuncture.

Localisation du point R3-5
du méridien du reins

Kiesgen de Richter

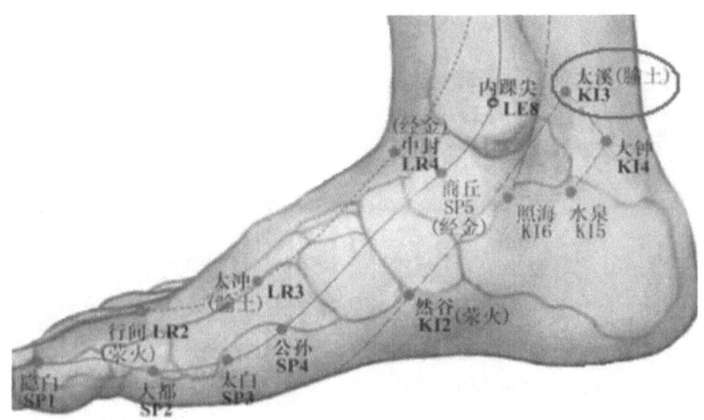

Le point est situé Sur le bord interne du pied, entre la malléole interne et le tendon d'Achille, dans une dépression située au-dessus de la partie postéro-interne du calcanéum.

Acupuncture et émotions

Codification	Lieu physiologique	Spécificité
GI4	Pouce	STRESS - ANXIÉTÉ
E36	Rotule	PEUR - DÉCEPTION
Xtra1	Front	ANGOISSE
Oreille	Oreille	DÉPRESSION
VB34	Péronné	RAGE - COLÉRE -
3 F	Gros orteil pied	TRISTESSE
V64-67	Long petit orteil du pied	FRUSTRATION
RP6	3 doigts au-dessus cheville, interne jambe	HONTE
C4-7	Poignet interne côté auriculaire	REGRETS - CHAGRIN
MC6	3 doigts au-dessus du poignet au milieu	PEINES DE COEUR
P5	Pli du coude	DÉGOUT
VG20	Tête	EMBARRAS

Codification	Lieu physiologique	Spécificité
TR4	dépression à la base du poignet dessus main	DANGER
IG4	Haut PK	DÉPRIME
VC8	Nombril	VEXATION
R3-5	Talon Achille	ÉPOUVANTE

Conclusion du livre "Le REMAP : Psychologie énergétique et cognitive" :

En parcourant les pages de ce livre dédié au REMAP, nous avons exploré les profondeurs de la psychologie énergétique et cognitive, découvrant une méthode puissante pour surmonter les défis émotionnels. Le REMAP, fruit de recherches en neurosciences et de pratiques psycho-énergétiques, se présente comme un guide vers l'équilibre mental et émotionnel.

À travers des exemples pratiques et des explications détaillées, nous avons appris comment le REMAP intervient dans la régulation des émotions, agissant sur les points d'acupuncture pour débloquer les énergies stagnantes. Ce processus de rééquilibrage énergétique offre une approche holistique, traitant à la fois les perturbations mentales et émotionnelles.

En suivant les étapes du REMAP, nous avons compris comment libérer les fragments d'informations traumatiques stockés dans le cerveau, permettant ainsi au système nerveux parasympathique de remplacer la réponse d'alarme du système nerveux sympathique. Cette transformation vers une réponse de relaxation offre une lueur d'espoir pour ceux qui cherchent à dépasser des expériences émotionnelles difficiles.

La pratique du REMAP nécessite une connexion profonde avec soi-même, une attention aux ressentis et une volonté de s'engager dans un processus de guérison. En personnalisant la méthode en fonction des besoins individuels, chacun peut trouver un chemin vers la libération émotionnelle et le bien-être mental.

En conclusion, le REMAP se révèle être un outil précieux dans le domaine de la psychologie énergétique et cognitive, offrant une approche innovante pour dépasser les traumatismes émotionnels. Que chaque lecteur puisse tirer profit de ces connaissances et trouver son propre chemin vers l'épanouissement émotionnel et la paix intérieure.